DIETA VEGANA

Un tuffo nella salute

(Deliziose ricette per essere sani e in forma)

Siro Ferri

Traduzione di Jason Thawne

© **Siro Ferri**

Todos os direitos reservados

Dieta Vegana: Un tuffo nella salute (Deliziose ricette per essere sani e in forma)

ISBN 978-1-989891-41-4

TERMINI E CONDIZIONI

Nessuna parte di questo libro può essere trasmessa o riprodotta in alcuna forma, inclusa la forma elettronica, la stampa, le fotocopie, la scansione, la registrazione o meccanicamente senza il previo consenso scritto dell'autore. Tutte le informazioni, le idee e le linee guida sono solo a scopo educativo. Anche se l'autore ha cercato di garantire la massima accuratezza dei contenuti, tutti i lettori sono avvisati di seguire le istruzioni a proprio rischio. L'autore di questo libro non potrà essere ritenuto responsabile di eventuali danni accidentali, personali o commerciali causati da un'errata rappresentazione delle informazioni. I lettori sono incoraggiati a cercare l'aiuto di un professionista, quando necessario.

INDICE

Parte 1 1

Introduzione 2

Muffin Di Mele E Carote Per La Colazione 2
Pancake Di Zucca 5
Avena Al Succo D'acero 7
Pancakes Alle Mele 8
French Toast Vegan 10
Tegamino Della Colazione Facile E Vegan 11
Cubotti Di Avena Per La Colazione 13
Pancake Facili Vegan 14
Pasticcio Speziato Vegan Per La Colazione 15
Muffin Di Banana E Mirtilli 17
Pancake Ai Mirtilli 19
Muffin Vegan Con Farina Di Mais 21
Pane Di Zucca 23
Wafflesvegan 25
Pancake Vegan Di Patate 27
Crepesvegan 29
Porridge Di Banane E Avena 31
Couscous Del Mattino 32
Muffins Di Zucchine E Banane 33
Muffins Di Mele 36
Pancakes Al Cioccolato E Zucchine 38
Avena Al Cocco E Albicocche 40
Granolaper La Colazione 41
Muffin Di Zucchine E Noci 42
Biscotti Con Uvetta E Cannella Per La Colazione 44
Pasticcio Di Tofu Per La Colazione 46
Muffins Alla Banana 48

Pancake Integrali Vegan Alla Cannella 49
Couscous Goloso Del Mattino 51

Parte 2 53

Introduzione 54

Capitolo 1: Perché Vegan? 57

Capitolo2: Cibo: Sta Distruggendo O Sta Aiutando La Tua Salute E I Tuoi Livelli Di Energia? 66

Capitolo 3: Buttarsi A Capofitto O Andare Coi Piedi Di Piombo? 87

Capitolo 4: Ricette - Cucina Di Transizione Per La Propria Salute 98

Capitolo 5: Ricette – Crudo, Vivo, Energizzante E Delizioso 115

Conclusione 128

Parte 1

Introduzione

In questo libro di ricette troverai una valangadi idee per la tua colazione che sono 100% vegan!

Se sei vegan e stai cercando delle sfiziose ricette per la colazione amerai questo libro. Queste ricette sono state selezionate una ad una dalla mia collezione e sono state scelte non solo in quanto vegan, ma anche perché sono ricette semplici che possono esser preparate da tutti.Come la maggior parte delle ricette vegan, queste ricette per la colazione sono anche estremamente sane e nutrienti.

Ti auguriamo di gustare a pieno questo libro di cucina per la tua colazione vegana!

Muffin di mele e carote per la colazione
Ingredienti

1 tazza di zucchero di canna

1/2 tazza di zucchero bianco

2 1/2 tazze di farina per tutti gli usi

4 cucchiaini di bicarbonato di sodio

1 cucchiaino di lievito per dolci

4 cucchiaini di cannella in polvere

2 cucchiaini di sale

2 tazze di carote finemente grattugiate

2 mele grandi - pelate, mondate e tritate

6 cucchiaini di sostitutivo dell'uovo (secco)

Salsa di mele 1 1/4 di tazza

1/4 di tazza di olio vegetale

Preparazione

Preriscaldare il forno a 375 gradi F (190 gradi C). Ungere le formine per muffin o inserire le fodere di carta per muffin nella teglia preformata.

In una grande ciotola unire lo zucchero di canna, lo zucchero bianco, la farina, il bicarbonato, il lievito, la cannella e il sale. Incorporare rimestando con cura la carota e la mela; mescolare bene.

In una piccola ciotola sbattere insieme il sostitutivo dell'uovo, la salsa di mele e l'olio.

Versare sugli ingredienti secchi preparati nella ciotola grande.

Con un cucchiaio distribuire il preparato nelle teglie disposte in precedenza.

Cuocere in forno preriscaldato per 20 minuti. Lasciare raffreddare i muffin nella teglia per 5 minuti prima di estrarli e farli raffreddare completamente.

Pancake di zucca

Ingredienti

2 1/2 tazze di farina integrale

2 1/2 tazze di acqua

1/2 tazza di latte di soia

2 cucchiai di lievito in polvere

1 cucchiaino di sale

1/2 tazza di zucca, cotta e schiacciata

1/2 cucchiaino di cannella

1/4 di cucchiaino di noce moscata

1/4 cucchiaino di pimento

1 cucchiaino di estratto di vaniglia

1/2 cucchiaino di bicarbonato di sodio

1 cucchiaino di aceto di mele

Preparazione

Unire il latte di soia con il cucchiaino di aceto in una ciotola separata. Attendere 5 minuti per permettere che si rapprenda.

Mescolare insieme la zucca, le spezie, l'acqua e il latte di soia in una terrina.

Aggiungere gli ingredienti rimanenti e mescolare fino a quando non saranno completamente imbibiti; smettere di mescolare.

Lasciare riposare 5 minuti per fare lievitare e mescolare leggermente di nuovo. Lasciare riposare altri 5 minuti. Versare in una padella.

Cuocere i pancake sul fornello e servire.

Avena al succo d'acero

Ingredienti

3/4 di tazza di acqua

1/4 di tazza di avena in chicchi tagliati

1 cucchiaio di burro di arachidi naturale

1 cucchiaio di sciroppo d'acero

1/2 cucchiaino di zucchero di canna

Preparazione

Portare l'acqua a ebollizione in una pentola, mescolare l'avena in chicchi tagliati nell'acqua e ridurre il calore a medio-basso.

Coprire e cuocere fino a quando l'avena non sarà tenera, da 5 a 7 minuti, mescolando di tanto in tanto. Togliere dal fuoco e lasciar riposare 1 minuto.

Mescolare il burro di arachidi, lo sciroppo d'acero e lo zucchero di canna con l'avena.

Pancakes alle mele

Ingredienti

2 tazze di farina integrale di grano
2 mele sbucciate e mondate
1 tazza e mezza di latte di mandorla
1/2 tazza di olio di cocco, sciolto
1/4 di tazza d'acqua
2 cucchiai di lievito in polvere
2 cucchiai di zucchero di canna, o a piacere
1 cucchiaino di noce moscata
1/2 cucchiaino di cannella in polvere

Preparazione

Mescolare la farina, le mele, il latte di mandorle, l'olio di cocco, l'acqua, il lievito, lo zucchero di canna, la noce moscata e la cannella in un frullatore fino a rendere il composto omogeneo.

Riscaldare una piastra antiaderente a fuoco medio-alto. Far cadere la pastella a grandi cucchiaiate sulla piastra e cuocere fino a quando si formeranno delle bolle e i bordi saranno asciutti, da 3 a 4 minuti.

Capovolgere sull'altro lato e cuocere fino a doratura, 2 o 3 minuti. Ripetere l'operazione con la pastella rimanente.

French Toast Vegan

Ingredienti

1 tazza di latte di soia
2 cucchiai di farina per tutti gli usi
1 cucchiaio di lievito alimentare
1 cucchiaino di zucchero grezzo
1 cucchiaino di estratto di vaniglia
1/3 di cucchiaino di cannella in polvere
4 fette di pane vegan

Preparazione

Sbattere il latte di soia, la farina, il lievito alimentare, lo zucchero, l'estratto di vaniglia e la cannella in una ciotola; trasferire su una piastra bordata o un piatto poco profondo. Immergere entrambi i lati di ciascuna fetta di pane nella miscela di latte di soia.

Riscaldare una padella leggermente oliata a fuoco medio-basso.

Cuocere ogni fetta di pane fino a doratura, da 3 a 4 minuti per lato.

Tegamino della colazione facile e vegan

Ingredienti

2 tazze di pasticcio di patate abbrustolite congelato (hashbrown)

1 tazza di cipolla tritata

1 tazza di peperone tritato

1 tazza di broccoli tritati

1 confezione da 350 gr di tofu, sbriciolato

2 cucchiai di lievito alimentare

1/2 confezione di salsicce vegane da 400 gr, divise in 4 polpette

Preparazione

Riscalda una grande padella antiaderente a fuoco medio-alto.

Utilizzare lo staccante spray generosamente su metà della padella e aggiungere l'hashbrown.

Dividere la salsiccia in polpette e aggiungere in cottura.

Una volta che le patate iniziano a rosolare, aggiungere la cipolla e continuare la cottura per 5-7 minuti. Capovolgere le polpettine di salsiccia.

Aggiungere peperoni e broccoli, mescolando per garantire una cottura uniforme.

Ricordarsi di riservare all'estremità opposta della padella spazio per il tofu. Mentre le verdure cuociono, sbriciolare il tofu.

Spruzzare l'estremità opposta della padella con lo staccante spray e aggiungere il tofu.

Cospargere il tofu con il lievito alimentare.

Mescolare con cura il tofu e il lievito per eliminare eventuali liquidi in eccesso.

Mettere 1/4 della miscela di verdure di patate su ciascun piatto, quindi aggiungere il tofu.

Condire a piacere.

Cubotti di avena per la colazione

Ingredienti

3 tazze di farina d'avena

1 tazza di latte di mandorle non zuccherato

1/2 tazza di agave

1/2 tazza di composta di mele

2 banane mature schiacciate

2 cucchiaini di lievito in polvere

1 cucchiaino di sale

1 cucchiaino di vaniglia

1 cucchiaino di cannella

Preparazione

Mescolare tutti gli ingredienti in una ciotola. Versare nella teglia unta. Cuocere in forno a 350 per 25 minuti.

Pancake facili vegan

Ingredienti

4 tazze di farina autolievitante

1 cucchiaio di zucchero bianco

1 cucchiaio di crema pasticcera in polvere

2 tazze di latte di soia

Preparazione

In una grande ciotola, mescolare insieme la farina, lo zucchero e la crema pasticcera in polvere. Aggiungere pian piano con cura il latte di soia mescolando con una frusta in modo da non creare grumi.

Scaldare una piastra a fuoco medio e spruzzare la superficie della piastra con lo staccante spray. Distribuire a cucchiaiate la pastella sulla superficie della piastra e cuocere fino a quando non inizieranno a formarsi bolle sulla superficie.

Capovolgere i pancake con una spatola e cuocere dall'altra parte fino a doratura.

Pasticcio speziato vegan per la colazione

Ingredienti

1 tazza di pasticcio di patate abbrustolite congelato (hashbrown)

1/4 di cipolla affettata sottilmente

1 tazza di funghi

3 tazze di spinaci

1 peperoncino medio piccolo o 1/2peperoncino

1/2 cucchiaio di lievito alimentare

Sale e pepe q.b.

Preparazione

In una piccola padella antiaderente, rosolare gli hashbrown.

In una padella a parte, rosolare le cipolle con una spruzzata d'olio fino a quando non saranno traslucide. Aggiungere il peperoncino affettato e i funghi a fette e far saltare in padella fino a quando i funghi non saranno teneri.

Cospargere il tutto di lievito alimentare, aggiungere gli spinaci e un po' d'acqua, coprire e lasciar cuocere fin quando gli spinaci saranno cotti. Mescolare bene per incorporare il lievito alimentare.

Aggiungere sale e pepe a piacere.

Muffin di banana e mirtilli

Ingredienti

2 banane molto mature, schiacciate

1/2 tazza di zucchero bianco

1/2 cucchiaino di lievito in polvere

1/2 cucchiaino di sale

3/4 di tazza di farina per tutti gli usi

1/2 tazza di farina di grano integrale

1 1/2 cucchiaino di sostitutivo dell'uovo (secco)

2 cucchiai d'acqua

1/2 tazza di mirtilli

Preparazione

Preriscaldare il forno a 350 gradi F (175 gradi C). Ungere le formine per muffin o inserire le fodere di carta per muffin nella teglia preformata.

In una grande ciotola unire le banane schiacciate, lo zucchero, il lievito, il sale e le farine; mescolare fino a quando il composto non sarà liscio e omogeneo. In una piccola ciotola o tazza unire il sostitutivo dell'uovo e l'acqua; versare mescolando con cura con l'impasto di banana. Incorporare al composto i mirtilli.

Distribuire la pastellauniformemente nei contenitori per muffin, circa 1/4 di tazza ciascuno.

Cuocere in forno preriscaldato per 20-25 minuti, o fino a doratura.

Pancake ai mirtilli

Ingredienti

1 tazza di latte di soia

1/2 bicchiere d'acqua

1 tazza di farina di grano integrale

1/2 tazza di farina di mais macinata a pietra

1 cucchiaino di lievito per dolci

1/2 cucchiaino di bicarbonato di sodio

1/4 di cucchiaino di sale

1 tazza di mirtilli freschi

2 cucchiai di olio vegetale

Preparazione

Preriscaldare il forno a 90°C.

In una piccola ciotola combinare il latte di soia e l'acqua.

In una grande ciotola, unire farina, farina di mais, lievito, bicarbonato e sale. Unire la miscela di latte di soia e mescolare, fermarsi quando il composto sarà amalgamato. A quel punto incorporare i mirtilli e lasciare riposare l'impasto per 5 minuti.

Oliare leggermente una padella o una piastra e scaldare a fuoco medio. Versare circa 1/4 tazza di pastella sulla piastra calda e cuocere fino a quando i pancake non mostreranno delle bolle e i bordi saranno leggermente asciutti. Girare e cuocere finchè i pancake non saranno dorati. Trasferire su una teglia e tenere i pancake al caldo nel forno mentre si cuoce la pastella rimanente.

Muffin vegan con farina di mais

Ingredienti

1/2 tazza di farina di mais
1/2 tazza di farina di grano integrale
1/2 cucchiaino di bicarbonato di sodio
1/2 tazza di composta di mele
1/2 tazza di latte di soia
1/4 tazza di nettare di agave
2 cucchiai di olio di canola

Preparazione

Preriscaldare il forno a 325 gradi F (165 gradi C). Ungere leggermente una teglia per muffin.

Unire la farina di mais, la farina di grano integrale, il bicarbonato e il sale in una grande ciotola; unire mescolando la salsa di mele, il latte di soia e il nettare di agave. Aggiungere lentamente l'olio mescolando. Versare il composto nella teglia per muffin.

Cuocere nel forno preriscaldato da 15 a 20 minuti; per verificare la cottura inserire uno stuzzicadenti o un piccolo coltello all'interno di un muffin, se estraendolo risulta pulito, il muffin è cotto.

Pane di zucca

Ingredienti

2 cucchiai di farina di semi di lino

6 cucchiai di acqua

1 1/2 tazze di zucchero

1 tazza di purea di zucca in scatola

1/2 tazza di composta di mele

1 1/3 tazze di farina per tutti gli usi

1/3 di tazza di farina di pasta integrale di grano

1 cucchiaino di bicarbonato di sodio

1 cucchiaino di cannella in polvere

3/4 di cucchiaino di sale

1/2 cucchiaino di lievito in polvere

1/2 cucchiaino di noce moscata

1/4 di cucchiaino di chiodi di garofano

Preparazione

Preriscaldare il forno a 350 gradi F (175 gradi C). Ungete leggermente una teglia da pane da circa 22x10 cm.

Sbattere insieme farina di semi di lino e acqua. Unire mescolando lo zucchero, la purea di zucca e la composta di mele.

In una grande ciotola, mescolare insieme farina per tutti gli usi, la farina di grano integrale, il bicarbonato di sodio, la cannella, il sale, il lievito, la noce moscata e i chiodi di garofano. Aggiungere la miscela di farina alla miscela di zucca; mescolare fino a quando il composto non sarà omogeneo. Versare la pastella nella padella preparata in precedenza.

Cuocere in forno preriscaldato per 65-70 minuti, fino a quando uno stuzzicadenti inserito nel centro della pagnotta risulti pulito.

WafflesVegan

Ingredienti

1 tazza di farina di grano integrale

1 tazza di farina bianca non sbiancata

1/2 cucchiaino di cannella

1 1/2 cucchiaino di lievito in polvere

2 cucchiai di zucchero semolato

2 tazze di latte di mandorle o di soia

1/3 di tazza di composta di mela non zuccherata

Preparazione

Mescolare tutti gli ingredienti secchi in una ciotola. Mescolare il latte di mandorle e la composta di mele in una ciotola separata e poi versare nell'ingrediente asciutto, mescolando delicatamente fino a ottenere un composto omogeneo.

La consistenza dovrebbe essere una pastella versabile; se troppo denso, aggiungere un po' di latte di mandorle o soia.

Cuocere utilizzando una piastra per cialde.

Pancake vegan di patate

Ingredienti

10 patate rustiche, pelate e sminuzzate

1 carota, sbucciata e tritata

1 cipolla, tagliata a dadini

5 spicchi d'aglio, schiacciati

1 cucchiaio di prezzemolo a foglia piattatritato

1 cucchiaio di aneto fresco tritato

2 cucchiai di succo di limone fresco

1/4 di tazza di olio d'oliva

2 cucchiai di farina per tutti gli usi

2 tazze di pangrattato vegan

olio d'oliva per friggere, se necessario

Preparazione

Mescolare patate, carota, cipolla, aglio, prezzemolo e aneto in una grande ciotola. Unire mescolando il succo di limone, 1/4 di tazza di olio d'oliva, la farina, il pangrattato, sale e pepe. Impastare fino a quando la miscela non diventerà un impasto compatto.

Riscaldare il restante 1/4 di tazza di olio d'oliva in una padella a fuoco medio. Versare cucchiai di impasto di patate nell'olio bollente facendo in modo che rimangano separati.

Cuocere circa 4 minuti per lato, o fino a doratura. Servire caldo.

CrepesVegan

Ingredienti

1/2 tazza di latte di soia

1/4 di tazza di margarina sciolta

1/2 bicchiere d'acqua

1 cucchiaio di zucchero grezzo

2 cucchiai di sciroppo di acero

1 tazza di farina per tutti gli usi non sbiancata

1/4 di cucchiaino di sale

Preparazione

In una grande ciotola mescolare il latte di soia, l'acqua, ¼ di tazza di margarina, lo zucchero, lo sciroppo, la farina e il sale. Coprire e lasciar riposare la miscela per 2 ore.

Ungere leggermente una padella da 12 cm di diametro con la margarina di soia. Riscaldare la padella fino a quando non è calda.

Versare circa 3 cucchiai di pastella nella padella. Far dondolare la padella per fare in modo che la pastella si distribuisca uniformemente sul fondo.

Cuocere fino a doratura, capovolgere e cuocere dal lato opposto.

Porridge di banane e avena

Ingredienti

1 3/4 tazze d'acqua

1/4 di cucchiaino di sale rosa dell'Himalaya

1 tazza di fiocchi d'avena

3 grandi banane mature, ridotte in purè

3 cucchiai di burro di semi di girasole

2 cucchiai di nettare di agave

Preparazione

Portare acqua e sale a ebollizione in una casseruola; aggiungere l'avena e cuocere a fuoco lento fino a raggiungere la consistenza desiderata, circa 5 minuti.

Togliere la casseruola dal fuoco e mescolare le banane, il burro di semi di girasole e il nettare di agave.

Couscous del mattino
Ingredienti

3/4 di tazza di latte di soia alla vaniglia

1/4 ditazza di succo d'arancia

1/2 di tazza di couscous secco

1/2 banana, schiacciata o affettata

1 cucchiaino di cannella

Preparazione

In una piccola pentola a fuoco vivo portare a ebollizione il latte e il succo.

Ridurre il calore e mescolare couscous, banana e cannella. Coprire con il coperchio e fate sobbollire per 2-3 minuti.

Spegni il fuoco e lascia riposare per altri 2 minuti.

Servire immediatamente. Le quantità indicate sono per due porzioni.

Muffins di zucchine e banane

Ingredienti

2 1/3 tazze di zucchine grattugiate

1 1/2 banane molto mature, ridotte in purè

1 tazza di composta di mele

1 tazza di zucchero di canna

1/4 di tazza di olio vegetale

1 4 di tazza di olio vegetale

1 cucchiaio di succo di limone

1 1/2 cucchiaini di estratto di vaniglia

3 tazze di farina per tutti gli usi

1 cucchiaio di bicarbonato di sodio

1 cucchiaio di cannella in polvere

2 cucchiaini di noce moscata

1 cucchiaino di lievito per dolci

1 cucchiaino di sale

1/4 di cucchiaino di chiodi di garofano

1 cucchiaio di zucchero bianco

1 cucchiaino di cannella in polvere

Preparazione

Preriscaldare il forno a 350 gradi F (175 gradi C). Ungere o inserire le fodere di carta per muffinin 24 formine.

Unire zucchine, banane, succo di mela, zucchero di canna, olio, succo di limone e estratto di vaniglia in una grande ciotola. Sbattere la farina, il bicarbonato di sodio, 1 cucchiaio di cannella, la noce moscata, il lievito, il sale e i chiodi di garofano insieme in una ciotola separata.

Aggiungere lentamente la miscela di farina alla miscela di zucchine mescolando continuamente fino a quando la pastella è uniforme. Distribuire con il cucchiaio la pastella nelle tazze da muffin preparate precedentemente e riempirle per circa 3/4.

Mescolare lo zucchero bianco e 1 cucchiaino di cannella in una piccola ciotola; cospargere la pastella

Cuocere nel forno preriscaldato fino a quando uno stuzzicadenti inserito nel centro di un muffin risulti pulito, circa 30 minuti.

Muffins di mele

Ingredienti

1 1/4 di tazza di fiocchi di crusca

1 1/4 di tazza di farina per tutti gli usi

1/3 di tazza di zucchero di canna

1 cucchiaino di cannella in polvere

1 cucchiaio di lievito

1 1/4 di tazza di succo di mela

1/4 di tazza di margarina, sciolta

1 cucchiaino di estratto di vaniglia

1 mela, sbucciata, mondata e tagliata a pezzettini

Preparazione

Preriscaldare il forno a 375 F (190°C).

Ungere le formine per i muffin.

In una terrina mescolare i fiocchi di crusca, la farina, lo zucchero di canna, la cannella e il lievito. Unire mescolando il succo di mela, la margarina, la vaniglia e la mela. Distribuire con il cucchiaio il composto nelle formine per muffin unteprecedentemente.

Cuocere a 375 F (190°C) per 25-30 minuti.

Pancakes al cioccolato e zucchine

Ingredienti

2 cucchiai d'acqua

1 cucchiaio di semi di lino

1/2 tazza di latte di mandorle non zuccherato

1 banana molto matura, ridotta in purè

1/4 di tazza di zucchine sminuzzate

1/4 di cucchiaino di estratto di vaniglia

1/2 tazza di farina per tutti gli usi

1 cucchiaio di polvere di cacao non zuccherato

1 1/2 cucchiaini di dolcificante Truvia versione zucchero di canna per dolci

1/2 cucchiaino di lievito in polvere

1/4 di cucchiaino di bicarbonato di sodio

1/4 di cucchiaino di cannella in polvere

1 pizzico di sale marino

Staccante spray

Preparazione

Unisci acqua e semi di lino in una piccola ciotola. Refrigerare fino a quando la miscela non si addensa e ha una consistenza simile all'uovo, da 15 a 30 minuti. Mescolare con latte di mandorle, banana, zucchine e estratto di vaniglia.

Mescolare la farina, la polvere di cacao, la miscela di cottura di zucchero di canna, il lievito, il bicarbonato, la cannella e il sale marino in una ciotola. Versare la miscela di lino; mescolare fino a quando la pastella risulta omogenea.

Scaldare una grande piastra a fuoco medio e spruzzare con uno spray staccante da cucina. Lasciar cadere 1/3 di tazza di pastella sulla piastra e cuocere fino a quando non si formano bolle sulla superficie ed i fondi sono dorati, circa 5 minuti.

Capovolgere e cuocere fino a doratura sull'altro lato, da 4 a 6 minuti. Trasferire in una teglia per raffreddare. Ripetere le operazioni con la pastella rimasta.

Avena al cocco e albicocche

Ingredienti

1 azza d'acqua

½ tazza di fiocchi d'avena vecchio stile

½ cucchiaino di cannella in polvere

6 albicocche secche, tritate

1 cucchiaio di cocco grattugiato non zuccherato

Preparazione

Unire l'acqua, l'avena e la cannella in una piccola casseruola. Portare a ebollizione a fuoco alto. Ridurre il fuoco a bollore e cuocere, mescolando di tanto in tanto, fino a quando il composto non risulta cremoso, per circa 5 minuti.

Servire guarnito di albicocche e cocco.

Granolaper la colazione

Ingredienti

Staccante spray

3 tazze di fiocchi d'avena

2/3 di tazza di germe di grano

1/2 tazza di granella di mandorle

1 pizzico di noce moscata

1 1/2 cucchiaini di cannella in polvere

1/2 tazza di succo di mela

1/2 tazza di melassa

1 cucchiaino di estratto di vaniglia

1 tazza di frutta mista secca

1 tazza di albicocche secche divise a metà

Preparazione

Preriscaldare il forno a 350F. (180°C). Preparare due teglie da biscotti con lo staccante spray.

In una grande ciotola, unire l'avena, il germe di grano, le mandorle, la cannella e la noce moscata. In una ciotola separata, mescolare il succo di mela, la melassa e l'estratto di vaniglia. Versare gli ingredienti bagnati negli ingredienti secchi, mescolando in modo da incorporare e amalgamare gli ingredienti. Distribuire la miscela sulle teglie da forno.

Cuocere nel forno preriscaldato, mescolando la miscela ogni 10-15 minuti, per 30 minuti o fino a quando il muesli non avrà un colore marrone dorato. Lasciar raffreddare. Unire insieme la frutta secca. Conservare in un contenitore ermetico.

Muffin di zucchine e noci

Ingredienti

1/4 di tazza di semi di chia

1 tazza di acqua

1 tazza di farina di anacardi

¼ di tazza di semi di lino macinati

2 cucchiai di farina di cocco

2 cucchiai di amido di tapioca

1 cucchiaio di cannella in polvere

1 cucchiaino di bicarbonato di sodio

1/2 cucchiaino di sale

1 tazza di datteri tritati

1 tazza di noci tritate

1 tazza di zucchine a pezzettini

1/3 tazza di composta di mele

2 cucchiai di olio di cocco, sciolto

1 oncia liquida di stevia (30 ml), o q.b.

Preparazione

Preriscaldare il forno a 375 F (190°C). Inserire le fodere di carta per muffin in 12 coppette per muffin.

Immergere i semi di chia nell'acqua in una ciotola in modo tale che diventino ispessiti e pastosi, da 5 a 10 minuti.

Sbattere la farina di anacardi, semi di lino, farina di cocco, amido di tapioca, cannella, bicarbonato e sale insieme in una ciotola.

Mescolare miscela di semi di chia, datteri, noci, zucchine, salsa di mele, olio di cocco e stevia insieme in una ciotola separata; unire mescolando con cura la miscela secca fino a quando la pastella non sarà omogenea. Distribuire con il cucchiaio la pastella nelle formineper muffin.

Cuocere nel forno preriscaldato per 30 a 35 minuti, per capire se i muffin sono pronti verificare inserendo uno stuzzicadenti nel mezzo di un muffin, se ne esce pulito i muffin sono cotti. Raffreddarli nello stampo su una gratella prima di rimuoverli, per circa 10 minuti; lasciar raffreddare altri 5 minuti prima di servire.

Biscotti con uvetta e cannella per la colazione

Ingredienti

1 1/3 tazze di avena

4 cucchiai di uva passa

4 cucchiai di farina

1 1/3 tazze di latte di soia in polvere

1 tazza di salsa di mele non dolcificata (senza aggiunta di zucchero)

1 cucchiaino di cannella

1 cucchiaino di lievito per dolci

4 cucchiai di dolcificante artificiale senza calorie

Preparazione

Preriscaldare il forno a 350 F gradi (180°C). Ungere una grande teglia con uno spray staccante da cucina.

Mescolare tutti gli ingredienti e distribuire con il cucchiaio sulla teglia. Cuocere per 15 o 20 minuti.

Pasticcio di tofu per la colazione

Ingredienti

1 blocco di tofu extra compatto (sgocciolato e pressato)

1 cipolla piccola tritata

1/2 tazza di peperone rosso tagliato a pezzetti

2-3 funghi grandi a fette

1 spicchio d'aglio tritato

2 cucchiai di lievito alimentare

1.5 cucchiaino di curcuma in polvere

1/2 tazza di formaggio vegano non caseario sminuzzato

1 tazza di patate abbrustolite surgelate (hashbrowns)

1 pizzico di sale

1 cucchiaino di pepe nero

1,5 cucchiai di olio extravergine di oliva

Preparazione

Preriscaldare il forno a 350F (180°C).

In una grande ciotola sbriciolare il tofu fino a che non avrà l'aspetto delle uova strapazzate. Aggiungere l'aglio in polvere, la curcuma, il lievito alimentare - mescolare fino ricoprire il tofu uniformemente e mettere da parte.

In una padella aggiungere l'olio d'oliva e cuocere le cipolle, l'aglio, i funghi e i peperoni che dovranno diventare teneri ma non troppo morbidi. Cospargere con pepe nero e pizzico di sale. Togliere dalla padella e aggiungere al pasticcio di tofu.

Mescolare il formaggio vegano sminuzzato.

In una casseruola stendete glihashbrown in modo uniforme. Ricoprire con la miscela di tofu.

Infornare a 350 ° (180°C) per circa30 minuti. Togliere dal forno e servire.

Muffins alla banana

Ingredienti

3 tazze di farina per tutti gli usi

1 tazza di zucchero bianco

1/2 tazza di zucchero di canna

2 cucchiaini di cannella in polvere

2 cucchiaini di lievito in polvere

1 cucchiaino di bicarbonato di sodio

1 cucchiaino di noce moscata macinata

1 cucchiaino di sale

2 tazze di banane mature schiacciate

1 tazza di olio di canola

1 tazza di latte di cocco

Preparazione

Preriscaldare il forno a 350 gradi F (175 gradi C). Ungere 12 formine per muffin o foderarle con i pirottini in carta per muffin.

Mescolare la farina, lo zucchero bianco, lo zucchero di canna, la cannella, il lievito, il bicarbonato, la noce moscata e il sale in una grande ciotola. Mescolare le banane, l'olio di canola e il latte di cocco insieme in una ciotola separata; versarela miscela di banane nellamiscela di farina mescolando fino a quando il composto non sarà omogeneo. Riempire le formine per muffin con la pastella.

Cuocere nel forno preriscaldato fino a quando uno stuzzicadenti inserito nel centro di un muffin esce pulito, per circa 30 - 35 minuti.

Pancake integrali vegan alla cannella

Ingredienti

1/2 tazza di farina integrale

1/2 tazza di farina di segale

1 cucchiaio di farina di soia

1 cucchiaio di zucchero bianco

1 e 1/2 cucchiaini di lievito in polvere

1/8 di cucchiaino di sale

1/8 di cucchiaino di cannella in polvere

1/2 cucchiaino di estratto di vaniglia

1/2 bicchiere d'acqua

1/2 tazza di latte di soia

1/4 tazza di noci pecan tritate

Preparazione

In una ciotola media, mescolare insieme la farina integrale, la farina di segale, la farina di soia, lo zucchero, il lievito, il sale e la cannella.

Fare un buco al centro e versare la vaniglia, l'acqua e il latte di soia. Mescolare fino a quando tutti gli ingredienti secchi sono stati inglobati, quindi aggiungere mescolando le noci pecan.

Scaldare una padella grande o una piastra di ferro a fuoco medio e ricoprire con uno spray staccante da cucina. Versare circa 1/3 di tazza di pastella sulla superficie calda e distribuire a mezzo centimetro di spessore.

Cuocere fino a quando non compaiono bolle sulla superficie, quindi capovolgere e dorare dall'altra parte.

Couscous goloso del mattino

Ingredienti

3/4 di tazza di latte di soia alla vaniglia

1/4 tazza di succo d'arancia

1/2 tazza di couscous secco

1/2banana, schiacciata o affettata

1cucchiaino di cannella

Preparazione

In una piccola pentola a fuoco vivo portare a ebollizione il latte di soia e il succo. Ridurre il calore e mescolare couscous, banana e cannella. Coprire con il coperchio e fate sobbollire per 2-3 minuti.

Spegnere il fuoco e lasciare riposare per altri 2 minuti. Servire immediatamente

Parte 2

Introduzione

Questo libro è per tutti coloro che hanno deciso di trarre beneficio, a livello di salute ed energia, da una dieta vegana. Al giorno d'oggi, abbiamo sufficienti prove scientifiche, empiriche e d'evidenza indiscutibile – per non parlare di tutti gli aneddoti di persone che hanno beneficiato di questo stile di vita – per dimostrare che seguire una dieta a base vegetale, ci fa bene.

"Going Vegan", non tratta di adottare una tra le centinaia di diete che ogni giorno spuntano fuori. Esso si occupa della tendenza propria del ventunesimo secolo, di renderci responsabili della nostra salute, della nostra vitalità, dei nostri livelli di energia e, più in generale, del nostro benessere. Si tratta semplicemente di fare un passo indietro, verso il nostro stato naturale, e scegliere cibi vivi e nutrienti, proprio come Madre Natura ce li ha forniti.

Puoi ricostruire la tua salute e il tuo benessere praticamente del tutto attraverso il cibo. Non me lo sto inventando. Non sto solamente condividendo con voi un'esperienza personale. Le comunità medico-scientifiche hanno studiato per decenni gli effetti di frutta, verdura, noci e semi consumati freschi e interi, sul nostro corpo. Le industrie agroalimentari non vogliono farci conoscere i benefici degli alimenti crudi e al naturale, perché la loro paga deriva da quelli processati! D'altra parte però, sempre più medici stanno informando i propri pazienti rendendoli consapevoli di come un'alimentazione vegetale possa migliorare da più punti di vista il loro stato di salute.

Se stai leggendo questo libro, hai senz'altro già deciso di passare a questo tipo di stile di vita, basandoti su qualche tua ricerca personale –o grazie a un dottore che ti ha spronato a cominciare questo percorso. Ad ogni modo, io ti darò tutte le linee guida di cui hai bisogno per iniziare questo cammino che ti porterà a ottenere un buona salute e vitalità, incrementando il consumo di cibi vegetali. Se sei come me, seguendo questo programma in poche settimane, avrai energia da vendere, come mai ne hai avuta prima! Perderai alcuni chili... o addirittura molti. I tuoi valori ematici miglioreranno, e magari insieme al tuo medico, capirai che alcunidei farmaci che assumi, non saranno più necessari. Forse sarai spinto a uscire di più e a fare un po' più esercizio del solito... o forse lo farai per la prima volta.

La scienza parla chiaro. Le esperienze a lieto fine aumentano sempre di più. La guarigione che spesso le persone riscontrano è innegabile. Diventare vegani è un bene per la tua salute, per le tue energie e soprattutto per la tua felicità. Felicità? Sì, ti garantisco che quando (e NON se) comincerai a curare la tua salute con cibo fresco e delizioso, ne sarai sicuramente felice!

Capitolo 1: Perché vegan?

Quindi, cosa significa essere vegetariani o vegani?

Sfortunatamente, se cerchi una definizione di vegetariano o vegano, noterai che non tutti concordano su un'opinione comune. Cerchiamo di semplificarlo al meglio, in vista dei nostri obiettivi:

La parola "veg" richiama ovviamente la vegetazione, le piante. Un vegetariano si nutre principalmente, ma non interamente, di cibo vegetale. Un vegetariano potrebbe consumare prodotti derivati dal latte, uova e, in qualche caso, pesce. Ecco perché la maggior parte del loro apporto calorico deriva maggiormente dagli alimenti vegetali.

Un vegano riceve nutrimento solo e soltanto dal cibo vegetale. Un vegano non mangerà mai cibo di origine animale. Mai domandare a un vegano se mangia pesce o uova! Il pesce è un animale; le uova derivano da animali e diventeranno esseri viventi. La panna acida è un latticino, e tutti i latticini derivano dagli animali, chiaro?

Vegetariani e vegani hanno in comune molti piatti a base vegetale, e magari alcuni le consumano in versione cruda, scherzosamente chiamati "vegani scotti".

Chi aderisce strettamente a uno stile di vita completamente vegano, o vegano crudista, evita anche di mangiare cibi raffinati o processati.

Ora tocca a te:

Non starò ad elencarti tutti i benefici di uno stile di vita vegano, perché, se stai leggendo questo libro, probabilmente hai già scoperto come ciò potrebbe esserti d'aiuto. Il mio scopo è quello di agevolarti nella preparazione e nel consumo dei pasti durante i primi tempi.

Perché stai diventando vegano? La risposta è molto importante – qualunque essa sia.

Cambiare il proprio stile di vita è dura, e lo è ancora di più quando comporta cambiamenti nelle tue scelte alimentari o nelle tue abitudini culinarie. Appunto per questo, è fondamentale che tu sia motivato da te stesso (e non da una qualsiasi altra persona), o rischi di tornare alle tue vecchie abitudini. Quindi, adesso siediti, e chiediti perché hai scelto di mettere in pratica questo cambiamento. O – perché devimetterlo in pratica. Scrivi tutte le ragioni che ti vengono in mente.

La maggior parte della gente è attaccata come colla alle proprie scelte e abitudini alimentari, e non a causa di allergie che li portano ad evitare alcuni cibi! Bensì, spesso il problema è che il cibo non risulta gradevole all'individuo, o comunque percepisce il gusto come diverso da quelli a cui è abituato. Alcuni di noi adorano il cibo piccante, altri invece preferiscono quello dolce, e così via.

E' inoltre possibile che alcune scelte alimentari derivino da cause che l'individuo stesso non riesce a individuare, poiché magari sono il risultato di abitudini instauratesi durante l'infanzia. E' una cosa molto comune. Se al giorno d'oggi non sei vegano, devi affrontare il fatto che tutti questi cambiamenti aumenteranno la tua resistenza!

Qualche suggerimento per combattere la resistenza:

Già, resistere al cambiamento è umano, perciò hai bisogno di alcune strategie per raggirare le tipiche tentazioni che possono incombere, come quella vocina nella testa che ti spinge ad abbuffarti di patatine o ad alzare la cornetta e ordinare hamburger e patatine fritte.

#1: Questa è la cosa più importante alla quale prestare attenzione! Si applica in generale al cibo vegano, sia crudo che cotto. Abbi cura di avere la tua credenza e il tuo frigo sempre colmo di cibo sano pronto per essere mangiato, come frutta e verdura fresche o noci.

Assicurati sempre di avere una scorta sufficiente di cibo sano a portata di mano, come mele o pere già lavate dentro a un contenitore, banane da poter portare in borsa o nello zaino.

La frutta ha abbastanza calorie da permetterti di andare avanti per ore, se ne consumi una quantità adeguata.

- Porta sempre con te della frutta secca, che puoi conservare dentro a delle piccole buste o borsette. A me piace fingere che la frutta secca sia una gomma da masticare: la mastico continuamente in modo da ricavarne tutte le sostanze, prima che si sciolga in bocca. L'elevato apporto calorico della frutta secca ti fornisce energia per ore, e proprio per questo per questo motivo preferisco consumarle durante le prime ore del mattino.

- Durante la stagione estiva, i pomodori, di qualsiasi tipo essi siano, sono molto efficienti per spegnere la sete fra un pasto e l'altro. Qualche pezzo di carota e sedano prelavati consumati come snack, sono una buona soluzione per mantenersi idratati e sazi (a causa delle fibre che contengono) fino al momento di sedersi a tavola e consumare un pasto intero.

#2 Stila un piano alimentare per l'intera settimana. Cerca di averne uno anche per gli eventi sociali fuori casa. Anche in questo caso, ciò si applica sia al cibo vegano crudo, che a quello cotto.

Avere un programma alimentare per la settimana, comporta anche il fatto di avere una lista della spesa. Molti vegani che conoscono fanno la spessa minimo due volte a settimana – spesso dal mercato del contadino, ma sicuramente più spesso dal negozio di alimentari locale.

- Non lasciare che i tuoi ingredienti necessari per il tuo programma finiscano prima del dovuto! Quando so che posso fare la spesa due o anche tre volte a settimana, ho ancora ancora un'intera settimana di programma da cui prendere spunto. Tengo la lista della spesa nella mia borsa o nel mio portafoglio, in modo che quando arrivo al negozio so già cosa acquistare.

- La maggior parte delle persone conosce il suoi impegni con almeno una settimana d'anticipo. Capisco che ciò ci succeda almeno una volta ogni tanto! Ciò vale anche per quando hai un programma alimentare, anchequando non hai impegni sociali durante la settimana.

-E' compito tuo rendere tutto più facile per i tuoi amici – non il contrario! Non immaginate quante volte mi è capitato di essere invitata a cena a casa di amici e assistere alle tipiche discussioni sul "cosa dare da mangiare alla vegana crudista". In genere, quando arrivo mi faccio portare verso i loro scaffali e il loro frigorifero, e chiedo loro di farmi vedere la frutta e la verdura che hanno. Quindi dico loro quello che posso mangiare, così spesso succede che qualcuno di loro si calma, mentre altri continuano a scervellarsi sul come cucinare ciò che ho scelto. Quando poi rispondo semplicemente dicendo "lavale e mettile su un piatto", finisce che si mettono a ridere. NON PREOCCUPATEVI PER LORO.

- Se un evento sociale si svolge in un ristorante che non è propriamente vegetariano o vegano, ricorda: è un ristorante. Questo significa che molto probabilmente la cucina è piena di frutta e verdura, anche se nel menù sono combinate con pesce, carne, formaggio e altri derivati del latte. Semplicemente, ordina un'insalata che le contenga, chiedendo di omettere formaggio grattugiato o fette di prosciutto. Ho lavorato in molti ristoranti e cucine, e so per certo che alcuni cuochi si divertono nel cimentarsi a creare piatti personalizzati. Detto ciò, non essere troppo rigido col cameriere, poiché lui non lavora nella cucina! Non essere quel tipo di cliente sgradevole che domanda di ogni singolo ingrediente presente nel piatto. Tesoro, il cameriere non lo sa! NON RENDERTI LA VITA DIFFICILE. Se dopo un pasto al ristorante hai ancora fame – vai a casa e mangia! Dov'è il problema?

Capitolo 2: Cibo: sta distruggendo o sta aiutando la tua salute e i tuoi livelli di energia?

Se sei già sano mentalmente e fisicamente, mangiare cibo vegetale ti aiuterà a mantenerti tale. Se sei in salute, ma tendi ad acquistare o perdere peso facilmente, mangiare vegetale ti aiuterà a dimagrire fino al raggiungimento del tuo peso forma, e a mantenerlo in maniera salutare. Se ti è stata prescritta una terapia farmacologica per una patologia mentale, puoi far sì di averne bisogno in quantità minore aumentando l'apporto di micronutrienti crudi (conosciuti anche come nutrienti derivati da cibo crudo verde e altri tipi di frutta e verdura colorate). Se hai ricevuto una diagnosi di una qualsiasi patologia fisica, sappi che è stato dimostrato che una dieta vegetale aiuta a tornare a uno stato di salute e benessere. E, anche se non sono dottoressa di alcun titolo, le esperienze di successo che arrivano da molte persone che hanno potuto sostituire i loro medicinali con uno stile di vita vegano, sono troppo numerose per essere ignorate.

Magari hai ricevuto una brutta diagnosi e il tuo medico ti ha riferito che la situazione potrebbe ribaltarsi se solo cambiassi le tue abitudini alimentari. Per questa categoria, le diagnosi più comuni (solo le più comuni, non tutte), includono diabete, ipertensione e tutte le complicanze cardiovascolari che essa comporta, sovrappeso (di pochi o molti chili), livelli di colesterolo non nella norma e disordini gastrici e digestivi.

"Tutte queste complicanze si riducono drasticamente o addirittura

svaniscono, seguendo uno stile di vita vegano.

Questo è stato dimostrato, studiato e monitorato

volta dopo volta"

Parlando degli Stati Uniti D'America, la nostra industria agricola ha cominciato a produrre con molto successo, un sacco di cibo economico, già dalla Seconda Guerra Mondiale.

Ad ogni modo, le grandi società (di cui non farò i nomi, dato che ciò è il tema di un intero libro uscito da poco), hanno spinto le aziende a produrre i cosiddetti OGM (organismi geneticamente modificati), come i nostri "nuovi" semi che ci daranno i frutti. Le stesse, stanno tuttora producendo cibi che ci appaiono decisamente meno salutari rispetto a come Madre Natura ce li ha donati. Anche i produttori di OGM sono scontenti, dato che questi semi hanno un resa minore rispetto ai semi naturali, di conseguenza hanno un guadagno minore.

Sto dando per scontato che tu abbia già letto qualche dato che affermi la mia tesi, o che comunque tu sia già pronto a risolvere i tuoi problemi di salute diventando vegano.

"Cibi" che schiaffeggiano la salute:

Se hai intenzione di ricostruire la tua salute partendo da uno stile di vita vegano, vorrai sicuramente evitare OGM e alimenti raffinati e processati (e ai giorni nostri è veramente facile). Un buon modo per cominciare è smettere di mangiare tutti quei cibi che contengono farina o grano. Tra questi, prima di tutto troviamo qualsiasi sorta di alimento confezionato e processato – perché essi sono stati prodotti con derivati della farina o del grano, a dispetto di ciò che è riportato sull'etichetta. Negli Stati Uniti abbiamo sempre usato prodotti confezionati come snack, alimenti da colazione o contorni. Basta! Questi naturalmente contengono grano (anche nelle pannocchie di mais), come pure tutti i tipi di pasta e prodotti da forno. A parte per il grano al naturale, puoi facilmente notare che tutti i prodotti che contengono la farina, vengono lavorati industrialmente – e perciò, nonostante siano vegani (come abbiamo detto prima, vale sia per il cibo vegano crudo sia per quello cotto) saranno comunque da evitare!

Comincerai a prediligere il cibo crudo (preferibilmente biologico – se avrai la possibilità di procurartelo), compresi quindi frutta, verdura, frutta secca e semi. Ritengo che evitare i cibi processati sia importante per alcuni validi motivi:

1. Il cibi raffinati e processati includono zuccheri e dolcificanti di tutti i tipi (la maggior parte dei quali prodotti in fabbrica, piuttosto che da una pianta del tuo giardino, sia che arrivino in borse di carte come in pacchetti di carta o barattoli di liquido dolce). Mangerai più frutta, come non hai mai fatto prima, compresa frutta disidratata come datteri o albicocche disidratate, e userai la frutta anche per dolcificare altri piatti. Non avrai più bisogno nessun tipo di zucchero o dolcificante che riservi nella credenza. Infatti, non ne hai mai avuto bisogno – hanno solamente distrutto la tua salute!

2. Andando avanti con la lettura, noterai che nelle mie ricette non uso mai sale, neanche il sale marino "buono" e biologico. I cibi raffinati e processati non sono riempiti solamente con questi zuccheri di cui ho parlato, ma con varie forme di sale e sodio. Il tuo corpo non ha bisogno di questi ingredienti! Inoltre, sappi che tutte le piante crude, compresa la frutta, contengono sodio al naturale – sempre nella giusta quantità che può permettere ai processi fisiologici del tuo corpo di trarne beneficio. Per di più, al nostro organismo non piacciono i tipi di sodio che si trovano nei cibi processati! I nostri corpi sono intossicati e malati, a causa del sodio col quale li abbiamo nutriti.

3. Nel momento in cui mangi in un ristorante, molti degli ingredienti che compongono il tuo pasto derivano da alimenti processati e confezionati che sono stati semplicemente riscaldi o presentati in maniera differente. Tutti questi cibi processati sono ad alto

indice di sodio, zuccheri e… - diciamolo pure- grasso! Siamo stati addestrati come cavie da laboratorio a credere che tutti gli alimenti troppo salati, troppo dolcificati e troppo grassi o oleati, abbiano un gusto più gradevole. Il tuo corpo non la pensa così! Come vegano alle prime armi, imparerai quali cibi vegetali contengono grasso, in versione salutare per il proprio organismo. Da una parte non avrai il lasciapassare per mangiare tutti i cibi grassi, ma dall'altra imparerai come includere nelle tue ricette i cosiddetti grassi buoni, in modo che nella tua dieta non manchino i grassi.

Tutti i prodotti che un vegano salutista evita:

Qui sotto troverai una lista di alimenti che, nonostante siano vegani, dovrai evitare di consumare. Se ne hai qualcuno di essi in cucina o in dispensa, prendili e donali alla banca del cibo più vicina – oppure a qualcuno che ne abbia veramente bisogno per via di problemi economici.

- Carne, pesce, uova, derivati del latte come creme e formaggio;

- Cibo in scatola (nonostante l'alta richiesta, sono piedi di sodio, agenti dolcificanti, grassi – o semplicemente privati del loro valore nutrizionale una volta riscaldati);

- Cibi processati congelati, come pasti interi surgelati, pizze, hamburger già fatti o succhi surgelati;

- Tutti i condimenti contenuti nella porta del tuo frigorifero, a eccezione delle olive e delle spezie che derivano dalle piante;

- La maggior parte dei condimenti nella tua credenza, specialmente se "misti" o miscelati, dei quali non possiamo controllare tutti gli ingredienti, o che contengono sale (tutte le bottigliette di spezie che hai posseduto per più di sei mesi – sì, sono "andati a male");

- Tutti i pasti confezionati, come ramen, patatine, snacks o barrette energetiche;

- Tutto il cibo in scatola, come i cereali, riso precotto, o fiocchi di patate, pangrattato e crostini;

- Farina e grano contenuti nei cibi processati;

- Agenti dolcificanti come miele, sciroppo d'agave, zucchero bianco o integrale, dolcificanti artificiali e così via, compresi quelli che aggiungi nel caffè o nel tè, come latte in polvere o panna;

- Soda e tuttele bibite in lattina o bottiglia (eccetto la bottiglietta d'acqua da portarsi via), compresi gli alcolici, a qualsiasi gradazione alcolica.

Prodotti vegani crudisti da evitare:

Per chi di voi sceglierà un'alimentazione vegana crudista, avrà un'ulteriore lista di ingredienti da evitare, sia che siano o no biologici:

- Grano e derivati dalla farina, farina di granturco, pasta e qualsiasi tipo di grano raffinato utilizzato nella preparazione dei prodotti da forno e di altri piatti cotti – Sì, mi sto ripetendo – Buttali!;

- Riso, anche quello integrale;

- Fagioli in scatola (in quanto sono cotti, no?);

- Fagioli disidratati (come quelli rossi) che non daranno germogli commestibili, in quanto incompatibili con gli enzimi presenti nel nostro organismo;

- Oli imbottigliati, e olio di cocco, anche se biologici;

- Caffeina derivante da tè e caffè.

Pensa a quanti soldi risparmierai evitando di comprare tutti questi alimenti!

Cibi ricostituenti sani:

Se stai cercando di recuperare la tua salute ormai persa, dovrai togliere la testa dalla sabbia ed educare te stesso a una reale evidenza scientifica. So che di fatto a scuola non ci viene insegnata una vera e propria educazione alimentare, ma con internet è veramente facile farsi una cultura.

Cerca di prendere spunto dalle numerose storie di successo – YouTube è colmo di video di gente che racconta della propria trasformazione passando da un'alimentazione ricca di cibo spazzatura a uno stile di vita vegano crudista. Alla stessa maniera, non tutti i vegani sapranno darti consigli brillanti tramite i loro blog e vlog.

In breve:

Dunque, cosa bisogna fare, in breve? Elimina dalla tua cucina e dalla tua credenza qualunque cosa nonsia presente nella lista sottostante. Diventare vegani è molto facile quando coltiviamo e/o acquistiamo solo questi prodotti:

- Frutta fresca e cruda;

- Frutta disidratata (come albicocche disidratate o datteri);

- Verdura fresca e cruda di qualsiasi colore ;

- Verdure disidratate (come i pomodori lasciati essiccare al sole);

- Noci crude di qualsiasi forma- comprese le versioni germogliabili;

- Piante marine (in altre parole, le alghe);

Hai visto quanto è facile imbastire un frigorifero vegano? Se non puoi comprare questi prodotti in un negozio di alimentari, coltivali in giardino oppure acquistali da un contadino locale, molto

probabilmente non venderà nulla che tu non possa mangiare in quanto vegano!

E per rendere le cose ancora più semplici, ecco una lista più dettagliata del cibo crudo che acquisterai e col quale inizierai a sperimentare. Diamo un'occhiata più da vicino per quanto riguarda il contenuto di grasso o il sapore. O – in altri termini – grasso, frutta e verdura.

Grasso:

I principali cibi crudi che contengono grasso sono deliziosi. Non esagerare con questi alimenti, proprio come non esagereresti nel dosare l'olio di una bottiglia, o non consumeresti un'enorme bistecca tre volte a settimana nel periodo antecedente al diventare vegano. Detto ciò, non c'è nulla di sbagliato nel consumare un avocado al giorno o una manciata di olive o noci ogni tanto. Cerca di equilibrare il tutto!

- Avocado;

- Olive (non quelle in salamoia);

- Noci e semi crudi di qualsiasi tipo, possibilmente biologici (evita di acquistare gli arachidi se non sei sicuro che siano biologici – non abusarne in ogni caso);

- Semi di chia e di lino;

I semi di chia e di lino ti danno un buon nutrimento tramite pochi accorgimenti. Prima di tutto, non li facciamo germogliare. In seconda battuta, di solito non vengono consumati da soli ma insieme ad altri alimenti combinati in vari piatti. Inoltre, i semi di lino non danno al tuo corpo alcun tipo di beneficio (anche se non lo danneggiano), almeno che non li macini o li sbricioli. Utilizza un frullatore o un macinino da caffè per fare ciò. Ai semi di chia non serve questo tipo di trattamento per far sì che diano beneficio al tuo corpo, ma puoi comportarti nello stesso modo se lo desideri. Dai un'occhiata a tutta la parte di ricette dedicata ai budini per capire come usare questi semi. Oppure aggiungili ai tuoi frullati preferiti. Un altro modo in cui i vegani li usano, è metterli nell'insalata mischiati con tante verdure o posti al di sopra di esse per decorare.

Dolci:

E' ovviamente compresa tutta la frutta fresca. Ricordiamo inoltre la frutta disidratata come datteri, uvetta e albicocche. Di nuovo: trova un equilibrio. Troppo vegani ne abusano. In molti tendono a usare troppo i datteri (secondo me) nei loro mix e nei loro desserts. Non farlo! Cucinare vegano, o preparare cibo crudo, non ti condanna a rinchiuderti a cucinare giorno e notte. La frutta fresca consumata intera provvede a più della metà del tuo apporto calorico giornaliero. La frutta secca non dovrebbe essere vista come un dolcetto, come dovrebbe essere per il cioccolato o per i pasticcini, anche quelli vegani.

Acquista sempre frutta fresca, di stagione e più possibile chilometri zero. Ci sono decine di miglia di tipi di frutta su questo pianeta, ma ce ne sono alcuni molto comuni che ti aiutano a cominciare bene il tuo periodo estivo (a seconda di dove vivi, il periodo può andare più o meno da aprile a novembre):

- Albicocche;

- Banane;

- Pere;

- Frutti di bosco di ogni tipo –mirtilli, more, lamponi e fragole;

- Melone di Cantalupo;

- Ciliegie;

- Uva;

- Agrumi di ogni tipo – Limoni, mandarini, mandaranci, arance, pompelmi;

- Mele;

- Prugne;

- Pesche

Non è fondamentale utilizzare cibi esotici, soprattutto all'inizio. Ma come ben sai, compra ciò che preferisci.

I supermercati ci hanno abituati all'idea che mele, pomodori e altri frutti e verdure siano disponibili dodici mesi all'anno. Non è vero! E' che ormai ci sono un sacco di agricoltori e contadini che coltivano arance e mele in varie parti del mondo per poi importarle ovunque. Se vuoi essere sicuro che ciò che acquisti sia di stagione, recati dai contadini. Se noti che più contadini stanno vendendo gli stessi tipi di frutta e verdura, significa che questi ultimi sono di stagione. Quindi, comprali! Mangiane di più! Madre Natura non ha sbagliato a renderceli disponibili proprio durante quella stagione. Perché contengono esattamente l'apporto nutritivo di cui il nostro corpo ha bisogno in quel dato periodo dell'anno. Ti aprirà un mondo scoprire come mangiare seguendo il ritmo delle stagioni migliora la propria salute.

Salato:

Lo stesso vale per le verdure di stagione delle tue zone. Scopri quali sono e acquistale. Sperimentale in diversi modi.

Compra tante verdure a foglia verde. Cerca di averne sempre qualcuna in frigo! Mangiane qualcuna ad ogni pasto! (Io addirittura le aggiungo ai miei frullati mattutini). In estate, le verdure a foglia verde saranno i vari tipi di lattuga tenera, e così via. In inverno, le verdure a foglia verde saranno invece quelle più "solide", come le varie tipologie di cavolo e verza che abbiamo a disposizione.

Acquista il resto delle verdure seguendo i colori dell'arcobaleno. Madre Natura, ancora una volta, ci mostra come verdure di colore diverso contengano nutrienti diversi, che servono al nostro corpo a seconda della stagione. Fidati delle verdure di stagione.

Ecco una lista delle verdure che puoi trovare nel periodo estivo (a seconda di dove vivi, può andare più o meno da aprile a novembre):

- Cetrioli
- Barbabietole
- Peperoni – di qualsiasi colore
- Zucca, zucchine
- Fagiolini
- Melanzane (per vegani non crudisti)
- Sedano
- Taccole

- Ravanelli

- Lattuga e verdura a foglia di ogni tipo

- Peperoncini

- Pomodori – di tutte le varietà e colori

Non è estate? Ai mercati dei contadini sapranno sicuramente quali sono le verdure proprie della stagione in cui ci troviamo, o puoi anche prendere spunto dal giardino del tuo vicino. Madre Natura, di nuovo, non sbaglia nel far combaciare i prodotti di stagione con le necessità del nostro organismo. Consuma più che puoi le verdure di stagione.

Comprando frutta e verdura di stagione, ti accorgerai di un altro beneficio molto apprezzabile: risparmierai soldi. Acquistare alimenti stagionali, significa comprarli quando vi è un'abbondanza di questo raccolto, e quando c'è un picco del raccolto, la Legge di Domanda e Offerta sfonda drasticamente, così paghi meno.

La Cucina Vegana:

Se al giorno d'oggi non hai abbastanza energie, diventando vegano potrai cambiare la situazione. Semplicemente, SMETTI DI:

- Usare il microonde per qualsiasi cibo (anche solo per riscaldare)

- Comprare ai fast food

- Mangiare cibo già pronto e molto cucinato

Avrai bisogno di abituarti a un nuovo modo di cucinare e ad alcune routine culinarie.

Magari ti potrà essere d'aiuto evitare uscite a ristoranti e fast food per circa un mese, o almeno per i primi tempi. La tua salute lo richiede. E tu te lo meriti.

Se fino ad ora ti è sempre piaciuto cucinare a casa, ci sono infinite possibilità che comprendono manuali e apparecchi elettrici, per far sì che anche cucinare vegano diventi un piacere.

Ho cercato di fare un piccolo sondaggio interrogando alcuni amici vegani su questo tema, e sono venuti fuori alcuni strumenti, utensili o piccoli apparecchio, che ognuno di loro utilizza:

- Coltelli affilati da cucina, di due o tre misure diverse e appositi apparecchi per affilarli

- Tagliere

- Grattugia/ affettatrice

- Levatorsoli/ svuotamele

- Pelapatate

- Robot da cucina, come frullatori, per macinare/ frullare le verdure facilmente, senza la formazione di liquido in eccesso, o per affettarli/ grattugiarli

- Spremiagrumi, manuale o elettrico, per limoni, arance eccetera

- Spiralizzatore, il più popolare (negli USA) è quello della marca Poderno, per trasformare le verdure in fettuccine, capelli d'angelo o spaghetti in tutta facilità

- Una spazzola per pulire bene le verdure

- Un cestino per la formazione del compost (per concimare il tuo giardino – anche i fiori e i cespugli ne trarranno beneficio)

- Una pentola e una padella per i piatti cotti

Proprio come ho fatto io, molti dei miei amici vegani hanno cominciato con un coltello affilato, un pelapatate e un tagliere – e un ardente desiderio di mangiare bene, sentirsi bene e apparire in forma. Ecco tutto! Se ora come ora non possiedi neanche la metà di questi apparecchi o utensili, va bene lo stesso. Prendi il tuo coltello, il tuo tagliere, e comincia da qui.

Capitolo 3: Buttarsi a capofitto o andare coi piedi di piombo?

Odio fortemente dover parlare di apporto calorico, quindi non lo farò – eccetto per dire che se diventerai vegano tutto d'un colpo (specialmente vegano crudista), è possibile che non mangerai una quantità sufficiente di cibo per raggiungere il tuo apporto calorico giornaliero. Una banana e due insalate al giorno non basteranno! I vegetali ricchi di acqua contengono molte meno calorie di quanto tu possa immaginare. Anche se ne mangi molte, potresti comunque non assumere abbastanza calorie, e avere come la sensazione di "mangiare tutto il giorno" per compensare.

Cerca di equilibrare il tutto

Anche se deciderai di consumare pietanze cotte, cerca di assumere *metà* delle tue calorie giornaliere ricavandole dal cibo vegetale *crudo* (non sto includendo le noci, in questo caso). Se stai pensando di seguire una dieta vegana crudista, programma di assumere *metà* del tuo apporto calorico giornaliero dalla frutta. Tutti i vegani dovrebbero considerare che la *metà* delle verdure che mangiano durante una giornata, dovrebbe essere costituite da verdura verde, preferibilmente a foglia, ma vedi cosa riesci a trovare. Per la maggior parte delle persone, questo significa che cominceranno a mangiare più frutta in un giorno di quanto farebbero adesso in una settimana, e molte più verdure verdi! Non preoccuparti – troverai il tuo equilibrio.

Le verdure e i frutti in assoluto più ricchi di grasso (e di conseguenza, di calorie) che puoi mangiare sono gli avocado, le olive, le noci, e i semi come quelli di Chia o di lino. Detto ciò, non abusare di questi alimenti ogni giorno. E se per caso un giorno ti capitasse di esagerare con i grassi, eliminali per l'intera giornata successiva. Bilancia il tutto.

Frullati

Una maniera fantastica per trovare un equilibrio – e calorie a sufficienza – nel tuo percorso da vegano, sono i frullati. Non mostrerò alcuna ricetta di questo tipo nella sezione apposita. Questo perché ognuno ha sentito almeno una volta parlare di frullati, anche se la maggior parte della gente, pensa che questi comprendano solo la frutta. I vegani, e più particolarmente i vegani crudisti, consumano un sacco di verdure attraverso i frullati. Se puoi mangiare le verdure crude, puoi trasformarle in frullati. Ciò ti dà il vantaggio di introdurre ancora più vegetali nel tuo corpo, di quanto faresti mangiando una porzione grande d'insalata, e ti consente di consumare un adeguato apporto di frutta e verdure crude.

Prima regola del frullato con verdure – non aspettarti che sia dolce! Aspettati che abbia il gusto delle verdure che hai utilizzato. Seconda regola del frullato con verdure (in realtà, di tutti i frullati) – mastica ogni boccone prima che si sciolga. Ciò ti aiuterà l'intero meccanismo digestivo a estrapolare gli elementi nutritivi.

Un altro aspetto che riguarda l'equilibrio di una dieta vegana, è la *varietà*. Forse tua madre e tuo padre non hanno mai comprato nessun tipo di verdura diversa da carote e pomodori (e magari lattuga iceberg), quand'eri piccolo. Tuttavia, solo perché non se cresciuto con un ampio assortimento di frutta e verdura a tavola, non vuol dire che adesso sia tardi per sperimentare. Il modo migliore per mettere in pratica questo tipo di varietà è avere qualcuno dei seguenti frutti e verdure nel tuo piatto ogni giorno:

- Frutta fresca
- Verdura a foglia verde

- 4 o più tipi vegetali con colori diversi (non includendo il bianco) nella tua porzione di verdure a ogni pasto
- Germogli da semi o legumi
- Vegetali marini

A discapito di ciò che ho appena detto sull'equilibrio e la varietà, ecco un nuovo suggerimento per completare con successo la tua transizione a una dieta vegana:

Comincia, in ogni caso, scegliendo il cibo che ami mangiare!

Se per esempio non hai mai assaggiato i vegetali marini e non sei interessato a sperimentare quest'avventura – non farlo! Scegli qualcosa che ritieni più appetitoso.

Buttarsi a capofitto o andare coi piedi di piombo?

Esistono solamente due strategie realmente efficaci per diventare vegani:

1. Tuffati nel fondo di questa "piscina vegana" proprio adesso. Butta o dona ogni cosa presente nella tua cucina che non siano prodotti di Madre Natura, come frutta, verdura, semi, o noci e semplicemente divertiti a creare piatti gustosi ogni giorno.

La prima strategia richiede di avere una comprensione di quanto cibo ti serva mangiare ogni giorno e di quanto peso abbia nel tuo carrello degli alimentarli – come pure nel tuo frigo e nei tuo bancone da cucina. Avrai bisogno di pensare alla quantità degli alimenti che dovrai cucinare – e quanto tempo impiegherai nel farlo – come pure quanti dei tuoi prodotti potranno essere consumati a crudo. Ti servirà veramente programmare in anticipo in modo da avere una quantità di cibo sufficiente sempre a portata di mano –

specialmente per quando lavori o per quando sarai fuori a fare spese.

2. Scivola nella "piscina vegana" facendo lentamente un passo alla volta a partire dalla superficie e sguazza piano piano fino in fondo. Svuoterai ancora la tua credenza, il tuo congelatore e il tuo frigorifero da tutti i cibi raffinati e confezionati che sono nella lista degli alimenti non compatibili.

La seconda strategia ti permette di cominciare da dove sei oggi, dalle tue attuali abitudini alimentare. Mangi carne? La mangi ogni giorno? Un primo passo, seguendo questa strategia, potrebbe essere provare un giorno senza carne e vedere come va. Nei giorni che non mangerai carne, potrai preparare delle alternative vegane. Se mangi tanti latticini (prodotti derivati dal latte come formaggi, creme di vario genere o yogurt), cerca di scalarli sempre di più in questo modo. Nessun latticino il lunedì, un pochino il martedì, e così via.

Un'altra versione della seconda strategie è questa. Per rimuovere tutti i prodotti animali, compresi i latticini, dalla tua dieta, concediti un giorno a settimana di mangiare un po' di carne, e un giorno diverso della settimana invece consuma un pasto con latticini. Stabilisci ancora un altro giorno per cucinare vegano se il tuo obiettivo finale è quello di uno stile di vita vegano crudista. Il tuo corpo potrebbe sentirsi sollevato in questo modo. Questo piano potrebbe funzionare meglio se stai ancora consumando abitualmente uno o qualcuno di questi cibi da eliminare, ma non se ne mangi in grandi quantità.

La fretta di raggiungere la salute perfetta

Alcune persone hanno l'urgenza di dover far regredire una diagnosi pericolosa e i sintomi e le minacce ad essa associati, per questo diventano vegani tutto d'un colpo (e magari anche vegani crudisti). E sconfiggono la malattia! Altre persone hanno bisogno di arrivare più lentamente verso questo cambiamento e abituarsi per grado – ma la loro salute e il loro benessere miglioreranno comunque. Ti mostrerò, in ogni caso, come diventare vegano.

Fai molto, e la tua salute migliorerà rapidamente, certo. Cerca di capire che diventare vegano crudista è la maniera più veloce in assoluto per recuperare la tua salute e mandare alle stelle i tuoi livelli di energia. Puoi diventare vegano crudista dal giorno alla notte. Perché no? Ad ogni modo, se ad oggi stai ancora consumando un'ingente quantità di carne, latticini e cibi processati, il tuo corpo verrà travolto da una voragine di salute. Questo processo è chiamato "detossificazione" e non riguarda solamente la droga e l'alcol! Il tuo corpo tenterà velocemente di eliminare tutti i grassi tossici e le dosi in eccesso di zucchero e sodio con cui l'hai nutrito per… probabilmente tutta la tua vita. Concedi al tuo corpo una pausa in questo caso, e segui la via del cibo vegano cotto per diverse settimane o mesi. Poi, quando ti senti più a tuo agio con questo modo di mangiare, allora potrai passare del tutto al cibo crudo (se lo desideri).

Durante la tua transizione, tieni a mente queste parole:

La maggior parte dei vegani spesso consumano una parte di cibo vegetale cotto, anche se sono vegani crudisti al 95%

Segue molto di più.

Capitolo 4: Ricette - Cucina di transizione per la propria salute

Come ho detto prima, ci sono vegani crudisti che non hanno maiavvicinato del cibo a un forno o a un piano di cottura, e altri vegani che invece preferiscono cuocere la maggior parte degli alimenti (ma che iniziano sempre il pasto con del cibo crudo intero, come frutta, verdura, semi).

Diamo un'occhiata ad alcune deliziose vegane cotte, che suonano familiari anche a chi mangia carne, e che puoi servire per rendere il pasto un po' più sostanzioso.

Ricordati che qui si parla di diventare vegani per salute! Diventare vegani può e sicuramente ti fornirà un livello molto alto di sostanze nutritive; il tuo unico compito è di variare i tipi di frutta e verdura cruda che consumi, in modo da avere di conseguenza una varietà di sostanze nutritive. Diventare vegani non significa privare te stesso di qualcosa – fino a quando ciò che mangi è il più possibile naturale e crudo.

La Cucina Vegana:

Ho già elencato, nel capitolo precedente, gli apparecchi e gli utensili che ti saranno utili per preparare più velocemente dei pasti vegani.

Ecco qui una lista di piante e spezie fresche che ti aiuteranno a creare piatti vegani cotti decisamente più saporiti:

- Erbe aromatiche fresche(le puoi trovare facilmente nel tuo giardino o nella sezione apposita dei negozi di alimentari e drogherie). Queste comprendono basilico fresco, rosmarino, timo, salvia. Ne aggiungerei altre come i vari tipi di prezzemolo e il coriandolo.

- Cibo piccante – peperoncini rossi di qualsiasi "gradazione" se te la senti di sperimentarli;

- Spezie non piccanti, come noce moscata, cannella, e bacche di vaniglia al naturale

RICORDA: per imparare a non salare il cibo, cerca di avere sempre in casa dei limoni freschi, per poterci ricavare del succo. E' vero, il sapore è diverso da quello del sale, lo capisco. Tuttavia, ti garantisco che ti aiuterà a spegnere il bisogno di aggiungere sale alle pietanze. Provare per credere!

Ecco dove iniziare ad acquistare questi deliziosi cibi crudi:

- Negozi asiatici

- Negozi dei contadini

- Cooperative alimentari (e magari dedicati a del volontariato all'interno di esse, così oltre a fare del bene potrai avere del cibo ancora più economicamente)

- Se te lo puoi permettere, cerca di comprare alimenti biologici dagli appositi negozi

- Coltiva il cibo con le tue mani – da semi biologici

Ricette:

Condimento energizzante agli agrumi per insalata:

- Succo di due limoni

- Succo di un qualsiasi agrume, come pompelmo, arancia, mandarino eccetera

- Un o due grammi di pepe di Cayenna oppure pepe nero in polvere

Questo è un condimento basilare privo di sale. Poi prepararlo in due modi

Primo modo: usa uno spremiagrumi e utilizza solo il succo; mescola insieme al pepe.

Secondo modo: usa un frullatore; sbuccia la frutta; frullala fino a ottenere una consistenza liquida, che comprenda i semi e la polpa. Aggiungi il pepe.

Conserva questo condimento in frigo, dentro una bottiglia di vetro o un contenitore. Servilo insieme a ogni insalata di cibo crudo – specialmente le insalate con qualche vegetale affettato come ravanelli o cipolle – assapora il sapore energizzante sulla tua lingua.

Variazione

Se hai un frullatore, aggiungi mezza tazza di anacardi a questa ricetta.

RICORDA: se aggiungi gli anacardi, lasciali riposare immersi in acqua a temperatura ambiente per circa 2-4 ore. Ciò li rende più digeribili. Successivamente, elimina l'acqua (non ho mai sentito dire che l'acqua trattenga dei nutrienti).

Ti consiglio anche di provare ad aggiungere questa versione del condimento a insalate per lo più di verdure, che contengano pezzi di agrumi interi all'interno. Spesso dimentichiamo che mischiando frutta e verdura si ottengono gusti straordinari.

Condimento di pomodoro ed erbe:

Alcuni dei miei amici lo chiamano semplicemente "salsa fresca".

- Una piccola quantità di prezzemolo verde a tua scelta – tritato finemente

- 450 g circa di pomodori freschi tagliati finemente

- Uno spicchio d'aglio – tagliato e tritato finemente

Mescola tutti gli ingredienti tritati in un recipiente capiente, e fai riposare il composto in frigo per un paio d'ore, oppure mezz'ora in un contenitore, in modo che i sapori si mischino.

Tutto ciò che ti serve per questa ricetta è un coltello affilato, ma se hai un frullatore efficiente, puoi usare quello per velocizzare il processo. Tieni a mente che non dev'essere una purea, bensì un trito. Il pomodoro forma abbastanza succo per fare di questa ricetta un condimento per l'insalata.

Variazione:

Puoi fare di questa ricetta un piatto a sé stante?

Assolutamente sì!

Non dimenticare che puoi anche unirla alla tua insalata di frutta e verdura. Mescola bene, lascia macerare per un quarto d'ora e goditi questo pasto delizioso.

Versa questo condimento in una ciotola di quinoa cotta e buon appetito. Gnam!

Corsi principali

Quinoa e Legumi

QuinoaKeen – Wah. Non ho mai trovato della quinoa non biologica in vendita negli Stati Uniti D'America. I legumi comprendono vari tipi di lenticchie – rosse, dorate, marroni – ceci, altri fagioli disidratati, e piselli disidratati. Negli Stati Uniti D'America, la maggior parte di questi alimenti vengono fatti crescere naturalmente (ma non è garantito che siano biologici)

Non è necessario lasciare in ammollo la quinoa nell'acqua. Cucinala come il riso – 100 grammi di quinoa in un litro d'acqua, e lascia bollire. La quinoa sarà pronta quando raggiunge un sapore "noccioloso" e i semi si rompono facilmente tra le dita. Non deve diventare molle!

Variazione:

Spesso preparo grandi porzioni di zuppe ricche di verdure. Aggiungi la quinoa a queste zuppe senza buttare via l'acqua! Gnam.

Dovresti lasciare in ammollo tutti i legumi, 2/4 ore, sciacquarli, e bollirli in acqua fresca a fuoco medio. Proprio come le noci, lasciare in ammollo i legumi li rende più digeribili per il nostro organismo. Mentre l'acqua dei fagioli o altri legumi si scalda, taglia le altre verdure e aggiungile all'acqua. Queste sono le quantità per una persona:

- 2 carote larghe

- Mezza cipolla

- 3 spicchi d'aglio tritati

- Una manciata di timo fresco, una foglia d'alloro, una manciata di rosmarino

- Un pizzico di pepe di Cayenne

I fagioli sono pronti quanto, soffiandoci sopra, la loro pelle raggrinzisce – o quando il fagiolo in sé è morbido.

Servi una mestolata generosa di quinoa e una di legumi. Non si aggiunge sale, grasso o olio, niente di niente! Gustare senza sensi di colpa!

Mentre stai aspettando che la quinoa finisca di cuocere, servi un'insalata di verdure crude in modo da ottenere il miglior nutrimento da entrambe le parti.

Variante - Colazione

Una dei miei amici vegani non crudisti ama fare colazione con della quinoa calda! Lei adora aggiungere un po' di frutti di bosco o dei cereali, oppure accompagnarla con una ciotola di macedonia di frutta fresca. Che bella colazione! Provala – è saziante, soddisfacente e ricca di proteine. E' dolce ma senza zucchero. E come la prossima variante , ti riempie per l'intera mattinata. Una variazione che riguardi i legumi a colazione è la preferita della popolazione vegana. Preferisco questa colazione semplicemente con lenticchie e carote. Se hai anche cucinato dei pomodori e del timo fresco nel piatto, non importa – riscalda una grossa pentola di questa zuppa durante una fredda mattinata d'inverno e avrai un caloroso e soddisfacente sostituto del classico porridge d'avena con latte, zucchero e burro.

Puree e verdure al vapore:

Questa non è propriamente una ricetta, ma piuttosto delle linee guida utili per avere un'ulteriore varietà delle "solite vecchie" verdure.

Una preparazione è quella che io chiamo purea. E' ispirata dal tradizionale purée di patate ma si usa anche per verdure non tradizionali. Ecco un esempio:

- 4 foglie di cavolo riccio, che non abbia il gambo duro

- 2 broccoli, con cime e gambi

Fai bollire una pentola d'acqua. Non andrai a cucinare il cavolo e i broccoli, a farli sbollentare. Questo significa che dovrai immergere i broccoli nell'acqua che bolle, e lasciarli dentro finché non diventano verdi sgargianti. Fai lo stesso col cavolo, finché non diventa di un verde un po' più acceso e di una consistenza leggermente più morbida.

Ora, taglia i broccoli e il cavolo e mettili nel frullatore. Frullali a velocità media – senza liquefarli! Puoi lasciare uno o due pezzi interi. Versa tutto in un piatto.

Questo è una sorta di purea, oltre a un buon modo per mangiare tante verdure cbe non ami particolarmente, come succede spesso con i broccoli o il cavolo!

Puoi fare la stessa cosa con le zucchine. Oppure col cavolfiore e qualsiasi altro tipo di cavolo colorato. Scalda dell'acqua fino a temperatura di ebollizione, sbollenta la verdura e mettila nel frullatore. Ecco tutto.

Le verdure al vapore sono da preferire se desideri semplicemente consumarle cotte – carote, patate, cipolle, cavolo, cavolfiore, semi di senape e così via.

Per preparare le verdure al vapore, avrai bisogno di una pentola capiente e di un cestino da vaporiera riesca a entrare nella pentola. Puoi procurartelo in un negozio di alimentari (ce ne sono di tutte le dimensioni). Il punto è che non bisogna bollire le verdure in una grossa quantità d'acqua. E' il vapore a cuocerle. Scoprirai, se non lo sai ancora, che la cottura al vapore mantiene il sapore molto più intatto rispetto alla bollitura!

Sbuccia e taglia le verdure a pezzetti medio grossi. Versa due dita d'acqua sul fondo di una pentola e inserisci il cestello per cuocere a vapore sulla parte superiore. Tieni a mente quali delle verdure che stai usando richiederanno più tempo, e mettile dentro prima rispetto alle altre. Un esempio sono le patate, le carote e le fette di cavolo più spesse. Poni le altre verdure al di sopra di esse.

Aggiungi alcune erbe aromatiche – alloro, menta, rosmarino...

Dal momento in cui inizi a tagliare le verdura, tieni sempre sott'occhio la cottura – procederà più velocemente una volta raggiunta la temperatura di ebollizione. Quando le verdure sono abbastanza morbide, tira fuori il cestello. Gusta le verdure con qualsiasi condimento ti piaccia!

Salsa Rossa Stufata

Al contrario di tutte le salse di pomodoro in scatola, questa è piena di verdure fresche e crude – oltre a essere totalmente priva di sale, zucchero o altri dolcificanti o grassi. Con questa salsa, puoi raggiungere il tuo apporto giornaliero di tante verdure.

- 900 grammi di pomodori maturi

- 450 grammi di carote, grattugiate o tritate finemente preferibilmente al frullatore

- ½ cavolo, tagliato finemente
- Erbe aromatiche italiane (non secche) a tua scelte, come timo, rosmarino, basilico o qualsiasi tipo di prezzemolo
-2- 5 spicchi d'aglio – facoltativo
- Peperoncino rosso piccante e fresco, di qualsiasi tipo – facoltativo (a seconda se ti piace o meno il piccante)

Dico di grattugiare o tagliare finemente tutti gli ingredienti perché non dovrei porle in una pentola a cottura lenta. Lascia cuocere le a fuoco lento per circa 6 – 8 ore. Ricorda di mettere i pomodori sul fondo, in modo che rilascino il succo. La fiamma dev'essere più bassa possibile, copri la pentola e controllala circa ogni due ore.

Ovviamente, questo è un piatto vegano cotto. Può essere consumato sia caldo che freddo. Io adoro metterlo dentro alle foglie di cavolo romano o di bietole.

Varianti:

Frulla il tutto oppure lascia le verdure croccanti.

Se vuoi addentrarti nel mondo vegano e hai acquistato uno spiralizzatore, spira lizza due o tre zucchine o zucche estive (ovviamente crude!). Versaci sopra la salsa, fredda o calda, ed ecco un fantastico piatto di spaghetti, fettuccine o noodels crudisti!

Metti nel tuo piatto un mestolo abbondante di salsa sul tuo paté energizzante (capitolo delle ricette crude) oppure nel tuo stufato di lenticchie.

Lasagne Vegan:

Puoi preparare questo piatto letteralmente con ogni tipo di verdura affettabile che hai in frigo. Questa è una versione invernale.

- Una cipolla, di qualsiasi colore,

- Mezzo cavolo, di qualsiasi colore

- Qualche foglia di cavolo, di qualsiasi tipo (esclusi i gambi)

- Tre patate
- 2 o 3 patate dolci
- Erbe aromatiche a piacere – basilico, timo, rosmarino, circa un grammo in tutto
- Pepe nero o di Cayenna per insaporire – oppure peperoncino piccante – a scelta
- Una spolverata di cannella (Io la aggiungo prima alla salsa di pomodoro)
- Circa 500 ml di salsa di pomodoro fatta in casa
- Aglio tritato – facoltativo

Iniziamo con le verdure. Sbuccia le patate e le cipolle. Taglia le verdure a pezzetti di media misura. Disponile in una teglia da forno nel modo che preferisci, ricoprendole con salsa di pomodoro, erbe aromatiche e pepe (e se vuoi, aglio).

A me piace cuocerle a 200° per alcune ore perché si forma un composto– e i sapori si mischiano tra loro. Puoi cuocerle anche a 350° per un'ora se le preferisci più croccanti. Aspetta invece una mezz'ora in più se le vuoi più morbide.

Sì, è un piatto cotto. Puoi servirlo ai tuoi amici non vegani senza arrossire dall'imbarazzo. Puoi mangiarlo da solo senza sensi di colpa. Non contiene formaggio. Non contiene olio. Non contiene sale. Non c'è zucchera nella salsa di pomodoro. Un gusto salutare e vincente!

Capitolo 5: Ricette – Crudo, Vivo, Energizzante e Delizioso

E' sempre buona norma, per un vegano, consumare il 50% del proprio cibo nella forma cruda. Questo migliorerà la tua salute e ti farà assumere più nutrienti! (Ricorda: nelle fabbriche in cui si lavorano i cibi processati, i nutrienti vengono eliminati, e non contano quelli artificiali aggiunti da loro).

Come vegano, anche crudista, puoi consumare molti legumi facendoli germogliare. Aggiungili ai tuoi semi germogliati (ravanelli, erba medica e via dicendo), e ottieni un nutrimento super energizzante.

Puoi frullare i condimenti per le tue insalate insieme a frutta e verdura crude e, perché no, anche semi o noci. Anche le tue salsine e condimenti per insalate, come vedrai, di alimenti interi, crudi e naturali. Questo significa che puoi consumarli tranquillamente da soli come veri e propri pasti a sé stanti! Non credo che tu voglia farlo che con cibi processati in fabbrica, condimenti già pronti che magari sono contenuti in bottiglie piene di olio, sodio e zucchero!

Ecco alcuni modi deliziosi per consumare i tuoi pasti a crudo. Come vegano crudista, ricorda che tutto ciò che mangia "è proprio di Madre Natura".

Al contrario degli altri vegani, i vegani crudisti raramente, se non mai, utilizzano bottiglie d'olio oppure condimenti confezionati o in scatola. Queste ricette vanno a braccetto con queste abitudini.

La Cucina Vegana

Le stesse erbe aromatiche fresche e crude e le spezie che si usano nelle preparazioni dei cibi vegani cotti, si utilizzano anche a crudo– eccetto alcune che userai più per insaporire!

Condimento di Barbabietole e Pomodori Ciliegini

- Circa 300 grammi di pomodori

- Una manciata di senape indiana, foglie di bietola (senza i gambi duri) – tagliati grossolanamente

- 4 gambi di sedano – tagliate grossolanamente

- 2 ml di succo di limone fresco

- 1 grammo di coriandolo intero – vanno bene anche i gambi

Frulla tutti gli ingredienti ad alta velocità in frullatore. Puoi usarlo subito, oppure conservarlo in frigorifero per uno o due giorni.

Condimento di peperoni e mango:

- 2 manghi grossi – sbucciati, denocciolati e tagliati e pezzetti

- Un peperone giallo, tagliato grossolanamente

- 5 grammi di semi di sesamo – o anacardi trtati

- Un rametto di rosmarino.

Frulla tutto in un frullatore ad alta velocità. Puoi usarlo subito oppure conservarlo in frigorifero per un giorno o due.

Ho provato a sostituire il mango con la papaya ed è stato ugualmente un successo.

Fantastiche Salsine Vegane Crudiste

Solo perché sei vegano crudista (o semplicemente, stai vivendo un giorno come tale), molti dei tuoi amici penseranno che "mangerai solo insalata". Non farti troppo prendere in giro, ma mostra loro un bel sorriso stampato in faccia quando ti vedranno intingere qualche verdurina cruda in questi intingoli esageratamente buoni. Senza aggiungere grassi, sale, zucchero – e nulla di artificiale! Cibo puro, nutriente... e senza peccaminoso.

Suggerimenti per frullare:

Se nel tuo primo periodo da vegano il tuo unico apparecchio da cucina è il frullatore, ecco a te dei consigli per come usarlo al meglio, anche con cibi non succosi.

Per verdure dure come broccolo, cavolfiore, cipolla, carota (per farti capire), prima di tutto tagliali in pezzettoni; mettili nel frullatore. Riempi il frullatore con dell'acqua – giusto da ricoprire le verdure sopra la loro superficie. Aziona il frullatore a bassa velocità, e vedrai quanti pezzi verranno a galla per azione dell'acqua. Non ci vorrà molto! Cola il contenuto del frullatore. Ora avrai ottenuto dei pezzi di verdura che potranno essere frullati molto più facilmente con noci o verdure acquose, o acque aromatizzate.

Formaggio di Anacardi:

- La testa di un cavolfiore – senza il gambo duro

- 20 grammi di anacardi – fatti ammollare in acqua e reidratati

- 1 o 2 spicchi d'aglio – tritati

- Circa mezza cipolla

Frulla il cavolfiore con un po' d'acqua, che poi andrai a filtrare; riempi il frullatore con gli ingredienti restanti.

Frulla il tutto fino ad ottenere una crema "formaggiosa". Non dimenticare l'aglio – è l'ingrediente "segreto"!

Salsina Fagiolosa Senza Fagioli

- Una zucchina lunga o 2 zucchine mede – tagliale a pezzetti

- 20 grammi di semi di sesamo a crudo o semi di girasole

- 250 ml di succo di limone fresco – ottenuto da circa due limoni

- Uno spicchio d'aglio – tritato

Frulla tutti gli ingredienti ad alta velocità fino a ottenere un frullato. Puoi consumarla subito oppure conservare in frigorifero per al massimo due giorni. Il gusto è simile a quello dell'hummus di ceci.

Io ho sostituito i semi con circa 50 ml di salsa tahini(o meno, a seconda di quant'è concentrata). Sempre magnifica!

NOTA: Come far germogliare i semi

Ognuno dei fagioli o dei semi che ho menzionato si possono far germogliare abbastanza velocemente in al massimo tre giorni. Qualsiasi tipo tu scelga, fallo ammollare in acqua a temperatura ambiente per 4 o 6 ore. Io preferisco cambiare l'acqua ogni ora. Poi elimina l'acqua raccogliendo i fagioli in un colino (andrà benissimo di plastica o metallo). Copri il colino con uno strofinaccio e ponilo sotto a una ciotola per non far espandere l'umidità. Una o due volte al giorno, togli lo strofinaccio e sciacqua i fagioli sotto l'acqua corrente. Coprilo di nuovo con lo strofinaccio, e comincerai a intravedere le piccole code di germoglio che spunteranno. Quando la codina sarà lunga 5 o 6 centimetri, sono pronti per essere mangiati o per essere usati in ricette come il paté energizzante che vedremo qui sotto.

Questo è il processi di base che uso per i miei germogli. Tendo a far germogliare fagioli diversi in periodi diversi, separati tra loro. Il processo è lo stesso per la quinoa, i ceci eccetera. I miei preferiti di tutti i tempi sono i fagioli mung e le lenticchie. Entrambi germogliano velocemente, e amo follemente il loro sapore! Per ricette come il Paté Energizzante si tritano tutti e due facilmente.

Paté Energizzante

Magari qualche anno fa ti sei recato in no dei primi ristoranti vegani occidentali che hanno aperto i battenti. Se così fosse, è probabile che tu ti sia trovato davanti a una specie di gelatina marrone, che altro non sono che lenticchie frullate. Questa è una versione più nutriente e apprezzabile, amata da tutti i vegani, crudisti e non.

Per un successo migliore e più immediato, ti servirà un robot da cucina o un frullatore. Qui ti do le dosi – puoi tagliare tutto a metà o a pezzi, a seconda dei gusti.

- Circa 30 grammi di semi di girasole germogliati, lenticchie o fagioli mung

- 2 peperoni (va bene qualsiasi colore eccetto il verde), tagliati grossolanamente

- 2 o 4 spicchi d'aglio tritati

- 2 o 3 pezzi di cipolla – qualsiasi tipo va bene

- Una costa di sedano con le foglie, tagliato grossolanamente

- Una manciata di prezzemolo della tipologia che preferisci (Italiano, riccio o coriandolo)

- Succo di metà limone

- 5 – 10 grammi di pepe nero o di Cayenna per insaporire

Poni tutte le verdure acquose tagliate grossolanamente sul fondo di un frullatore. Dai una rapida frullata. Ora aggiungi i germogli. I liquido rilasciato dalle verdure ti aiuterà a ottenere la consistenza di un purée dai germogli. Potrai comunque avere un composto piuttosto asciutto e omogeneo. E' la versione cruda e vegetariana di un piatto di carne, ricorda!

Assaggia il tuo composto crudo e aggiusta di sapore. Di solito sento più il gusto del prezzemolo, o a volte quello più amaro delle foglie di sedano. Se gradisci, aggiungi ancora un po' di pepe di Cayenna. Questa è la ricetta base, come la maggior parte di quelle presenti in questo libro! Sta a te giocarci.

3 Modi per Gustare il Piatto

Involtini

Per pranzo o cena, fai il pieno di energia e nutrienti, riempiendo di paté una foglia intera di cavolo romano, lattuga o bietola – avvolgi la foglia attorno al paté e gusta. E' un burrito vegano crudista, privo di pane, al contrario del classico sandwich.

Salsine

Metti un po' di paté in un peperone tagliato a metà, oppure in una zucchina svuotata o una costa di sedano. Il paté può anche essere usato come intingolo per verdure a fettine.

Sushi

Spalma questo paté su una foglia di alga Nori (un'alga di mare a crudo), e completa con altre verdure affettate finemente o grattugiate. Arrotola, affetta e gustatelo. Ecco a te un sushi delizioso.

Budino Semplice di Frutta

Torniamo indietro a quando abbiamo parlato dei semi di Chia e di lino. Una caratteristica che hanno in comune, è che sono cibi addensanti che contengono acqua. Versa dell'acqua sui semi e si addenseranno da soli. Per questo sono perfetti per creare budini vegani crudisti! Qui troverai una ricetta molto semplice per un budino di banane. Puoi anche sostituire le banane con un altro frutto a piacere, va bene anche la frutta secca come i datteri, l'uvetta, o le albicocche. In inverno, mi piace mischiare la frutta fresca come le banane con quella secca, per ottenere un budino ancora più soddisfacente. Se vuoi aggiungere della frutta disidratata al tuo budino, abbi cura di reidratarla per 15 minuti in acqua calda.

- 30 grammi di semi di Chia interi, oppure di lino

- 50 grammi di banane

- 60 ml d'acqua filtrata (o il succo di un altro frutto fatto da te)

- Una spolverata di cannella (facoltativa)

Lascia in ammollo i semi nell'acqua filtrata per 10 minuti. Noterai che l'acqua si addenserà. Versa i semi e l'acqua nel frullatore e frulla fino a quando la frutta non sarà più intera. Frulla ancora (con cannella, se gradisci), e lascia riposare per 20 minuti. Frulla ancora e poi metti in un contenitore che riporrai in frigorifero. Lascia riposare per un paio d'ore, poi potrai finalmente godertelo.

Un altro stuzzichino che puoi gustare senza sensi di colpa, dato che non ha dolcificanti aggiunti – ma solamente il cibo reale di Madre Natura.

Ho fatto questo budino con banane, frutti di bosco e frutta secca, poi ho aggiunto sopra avocado e mele. Esperimento riuscito!

Conclusione

Una nuova cucina strana

Sono certa che, data la tua impostazione mentale in fatto di cucina, il tuo cervello cercherà di convincerti che diventare vegani, crudisti o meno, comporti il dover fare delle rinunce, perché è sicuramente più comodo campare di fast food e cibi precotti. Con la ricchezza di frutta e verdura crude che troviamo nei supermercati dei nostri giorni, e la tua abilità nel coltivare cibo in giardino (anche sul balcone – pratica sempre più in uso nelle città), non ci sono scuse per salvare nel nostro cervello delle nuove routine salutari.

Non mangerai carne o altri prodotti animali. Probabilmente avrai già buttato via o dato via i tuoi cibi processati preferiti, come i tipici prodotti da colazione o gli alimenti precotti. Il tuo congelatorenon conterrà più pasti pronti. Il tuo frigorifero sembrerà "strano", perché ora contiene solo frutta e verdure fresche (e facilmente reperibili). Tutto ciò che sarà nella tua credenza saranno fagioli germogliabili, noci e semi!

www.ingramcontent.com/pod-product-compliance
Lightning Source LLC
LaVergne TN
LVHW011950070526
838202LV00054B/4879